PTSS en dan?

Robert Lassche

Mijn naam is Robert Lassche en ben geboren en getogen te Enschede. Dit boek gaat over mijn ervaring met traumatische gebeurtenissen en de therapie ervan.

Ik heb PTSS (Post Traumatische Stress Stoornis) opgelopen tijdens mijn uitzending voor Defensie naar Bosnië.

Ik heb tijdens mijn therapie mijn gedachten aan het papier toevertrouwd, door een veelvoud aan gedichten te schrijven, waarin ik mijn emoties kwijt kon richting het thuis front.

Deze gedichten staan allemaal in dit boek wat nu voor u ligt. Ze zijn verweven in verhalen over mijn beleving van mijn therapie.

Er is wel een waarschuwing vooraf nodig voor u begint te lezen. De gedichten kunnen zwaar zijn. Ik ben een emotionele dichter en dicht wanneer mijn emoties hoog zitten en dat kan met gelukkige en niet gelukkige emoties.

Ik wil u nu graag meenemen op deze reis door mijn therapie.

Veel mensen praten over PTSS patiënten of cliënten, maar ik wil het graag hebben over mensen met PTSS.

Dit omdat iemand niet het trauma is, maar het trauma mee heeft gemaakt. En een mens blijft een mens wat hem ook mankeert. Via mijn verhaal wil ik mensen met PTSS en hun naasten, die zeker zo belangrijk zijn in het omgangsproces, helpen met het omgaan en verwerken van hun opgelopen trauma.

Tevens wil ik natuurlijk iedereen die met PTSS te maken heeft, het zei professioneel of puur uit belangstelling ook het inzicht te geven waar een mens met PTSS mee kan zitten.

Waarom heb ik het over het omgaan en niet het genezen of herstellen?

Omdat ik er van overtuigd ben dat je wel van de stoornis die je plaagt en je slecht laat voelen, af kunt komen. Maar van je traumatische ervaring kom je niet af.

Je ervaring raak je immers niet kwijt, het is iets wat je daadwerkelijk mee hebt gemaakt. Dit zou ook vreemd zijn als dat zou kunnen, want dat zou betekenen dat we gedachten kunnen wissen.

En dat gaat nu eenmaal niet. Dan moeten we een deel van de hersenen uit gaan schakelen en dat kan meer schade opleveren.

Maar het gaat erom dat je kunt leren er mee om te gaan en het om kunt zetten naar een herinnering zoals dat gebeurt met zwemdiploma, verhuizingen of je eerste auto. Dit zijn gebeurtenissen die deel uitmaken van je eigen geschiedenis waar je normaal tegen aan kunt kijken.

En dat moet je traumatische ervaring ook worden. Je moet er mee om kunnen gaan want de gedachte aan de ervaring gaat niet weg. Je kunt er wel mee omgaan. Dat is iets wat je zelf moet ondervinden en leren. Het moet een plek krijgen in je leven.

Daarin kunnen therapeuten helpen, middels verschillende therapieën en gesprekken. Tijdens deze therapieën of gesprekken kunnen ze, een aantal handvaten aanreiken die kunnen helpen om met je klachten om te gaan. De PTSS gaat weg maar de herinnering blijft. En wees er vooral van overtuigd dat je het zelf moet doen. De therapeuten kunnen je op de goede weg helpen en zorgen dat je gaat kijken naar wat kan ik en hoe kan ik er mee omgaan.

Dit gebeurt niet van vandaag op morgen maar daar is zeker tijd voor nodig. In het volgende stuk wil ik graag uitleggen wat men verstaat onder PTSS, ik wil er niet te professioneel op ingaan maar je toch een inzicht geven.

Ik heb mijn therapie beide keren gehad bij het MGGZ (Militair Geestelijke Gezondheidszorg) en ben daar goed opgevangen, waarvoor mijn dank.

Naast het MGGZ zijn er instellingen genoeg waar je terecht kunt met je problemen en waar je goed wordt geholpen. Maar ik wil wel meegeven dat het heel belangrijk is dat er tussen jou en de therapeut een basis van wederzijds respect moet zijn, en als je het gevoel hebt dat het gevoel er niet is, vraag dan om een andere therapeut.

Post Traumatische Stress Stoornis wat is het?

Een ieder die een traumatische gebeurtenis heeft meegemaakt kan er last van krijgen. Er wordt gezegd dat als je klachten langer duren dan 3 maanden na het oplopen van je trauma dat je PTSS ontwikkelt.

Trauma betekent dus wond, lichamelijke of psychische schade die ontstaat door een invloed van buitenaf. Een traumatische gebeurtenis is een gebeurtenis die dood of verwonding kan veroorzaken en die heftige gevoelens van angst, machteloosheid of afschuw oproept. Daarbij kan iemand zelf in gevaar zijn of als ooggetuige bij een dergelijk gebeurtenis betrokken zijn. Maar PTSS kun je ook oplopen door langdurige mishandeling of misbruik.

Nu heb ik de eerste drie maanden nergens last van gehad en ik moet zeggen de eerste 7 jaar niet. Het kan dus ook voorkomen dat er een hele tijd over heen gaat voor dat PTSS zich ontwikkelt.

Raar maar waar, het kan ook weg gestopt worden, onbewust, omdat je meerdere zaken mee maakt zoals in een oorlogsgebied of een brandweerman, agent of ambulance broeder. Dan kan het komen door een veelvoud of door een trigger moment.

Hoe merk dat je het hebt?

Je voelt je niet lekker, je beleeft alles weer, je wordt agressief, je wordt badend in het zweet wakker, noem maar op wat er gebeurd. Je veranderd, vervreemd van je omgeving. Dit zijn de signalen dat je aan de bel moet trekken en hulp moet zoeken. Toch zit je in de put en je weet je geen raad, denkt dat je gek wordt en je kunt je er haast niet toe zetten om hulp te zoeken. Dit zijn een aantal zaken waarin de meeste mensen met PTSS zich herkennen. Op een bepaald moment zet je de stap. Je gaat met iemand praten over wat je overkomt.

Een eerste overwinning op jezelf. Je gaat werken aan het op lossen van je probleem.

Er zijn verschillende manieren om je opgelopen trauma te verwerken, veel mensen komen er zelf doorheen of met behulp van naasten. Maar er zijn ook mensen die het niet alleen kunnen. Daarvoor zijn er genoeg middelen om iemand te helpen weer op de goede weg te komen. Je kunt het ook verzwijgen, maar hier schiet je echt niets mee op. Vroeg of laat krijg je er last van en ken je jezelf totaal niet meer. Er mee aan het werk gaan is het beste wat je kunt doen, het moet een plaats in je eigen geschiedenis krijgen, hoe dan ook het hoort bij je.

Je moet het positieve eruit proberen te halen dit vormt je. Het helpt je te veranderen want dat zal zeker gebeuren. Verandering zal zeker op treden.

Dit had ik in 2000 niet kunnen zeggen, tijdens de eerste jaren na mijn uitzending heb ik nergens last van gehad. Ik was wel veranderd maar ik dacht dat kan ook niet anders na zulke ervaringen. En je gaat verder met je leven tot het moment...

Ik heb in mijn leven veel dingen het zelfde gedaan als een ieder, met de uitzondering dat ik tijdens mijn tijd bij defensie waar ik na mijn dienstplicht een contract van 5 jaar heb vervuld als technisch specialist, ben ik uitgezonden geweest naar Bosnië in 1993. Hier heb ik een super tijd gehad en ik zou als ze me morgen bellen met de vraag of ik weer terug zou willen gaan onder dezelfde omstandigheden en met dezelfde mensen direct weer ja zeggen.

Dus qua tijd die ik in Bosnië heb doorgebracht, is er niets wat me tegen zou houden en de saamhorigheid was natuurlijk ook super. En je leert er ook veel van je krijgt iedere dag andere prikkels om de wereld te willen verbeteren.

Maar toch is er wat veranderd in mijn leven na de uitzending.....................

Welkom op mijn reis; ik neem u nu mee naar 1993.

Om u een inzicht te geven in wat ik heb meegemaakt en wat de aanleiding is geweest van mijn PTSS vertel ik eerst één van mijn ervaringen waar ik later last van kreeg.

Ik heb nachtwacht, zoals zo vaak in het begin van de nacht redelijk wat gevechtsgeluiden in de omgeving. Het is in mijn gedachten echt zo'n saaie wacht, veel roken dus. De wacht samen met drie of vier dienstplichtigen en in mijn herinnering de adjudant voorlichting.

Op een moment midden in de nacht kreeg ik de behoefte om een ronde te maken. De ronde begint langs de wachtpost over het voertuigenpark langs de benzinepomp achter de boogtenten langs.

Hier op elke hoek van het kamp staan kleine alarm bunkers, de ronde loopt van bunker naar bunker.

Aan de achterzijde van het kamp lagen tennisbanen. Hierop de tenten van de onderhoudsgroep.

Tevens links achter in de hoek nog een bunker.

Hieraan gekomen gebeurde er iets raars. Ik bleef langer staan dan normaal en keek in de richting van de bergkam achter het kamp. Het was die nacht aarde donker. Op het moment dat ik wou door lopen hoorde ik iets uit het donker. Het waren de vol angst zittende schreeuwen van een vrouw en een kind.

Het geluid kwam op mij af totdat er een aantal schoten werden gelost en het geschreeuw verdween in de nacht. Ik heb er nog even gestaan en ben toen redelijk snel met mijn ronde verder gegaan. Op het moment dat ik terug kwam heb ik melding gemaakt bij de adjudant. De volgende dag is naar mijn weten dit door de adjudant gemeld. De dagen erna denk je er niet meer aan omdat er iedere dag wel wat gebeurt en je zoiets hebt van het hoort erbij. En dan komt toch de Twentse nuchterheid die dan zegt; "je hebt niks kunnen doen, je weet niet wat er achter het kamp voor een troep ligt en het iets waar we niet voor komen, en niet op voorbereid zijn".

Dus denk je er niet meer aan. En gaat door met de dagelijkse gang van zaken.

Dit was één van mijn herinneringen waar later veel last van kreeg en steeds heviger terug kwam. Het andere verhaal komt later, zodat mijn gedichten er ook op een goede manier doorheen lopen.

Ik neem u verder mee na het jaar 2000 het jaar waarin onze oogappel werd geboren na een aantal mislukte zwangerschappen. We waren zielsgelukkig.

Na een maand of twee werd ik 's nachts steeds vaker wakker badend in het zweet niet wetende wat mij overkwam.

Ik gaf er verder geen aandacht aan, maar het werd steeds heviger en ik raakte vermoeider ik kreeg nu zelfs flashbacks overdag en raakte verward.

Gelukkig heb ik in mijn naaste kring iemand die bij de humanistische dienst van defensie werkte in die tijd en ben met hem in gesprek gegaan. Via hem ben ik weer met mijn MDD'er (Maatschappelijke Dienst Defensie) in contact gekomen die bij ons in Bosnië zat.

Ik vertelde hem waar ik mee zat. Hij adviseerde mij om contact op te nemen met het veteranen instituut. Na het eerste contact via de telefoon wat even op zich liet wachten, kreeg ik al snel een maatschappelijk medewerkster op huisbezoek. Tijdens een zeer emotioneel gesprek was al snel de conclusie dat ik maar eens naar Amersfoort moest gaan voor een gesprek met een psycholoog.

Het idee van ik word gek werd steeds sterker in mijn hoofd en dat er wat moest gebeuren stond als een paal boven water. Het werd steeds erger en er kwamen steeds meer beelden bij. In het begin van de therapie had ik iets van kijk daar zit een psychologe en die heeft nog niets mee gemaakt. En dan wil ze mij van mijn problemen afhelpen. Ik had veel wantrouwen in het begin van de therapie maar heb haar toch het voordeel van mijn twijfel gegeven.

Ik ben begonnen en zag na een aantal keer verbetering bij mij zelf ik sliep weer en dat was super. Het waarom ik niet sliep en wakker werd bleek later te zijn dat Sam op dezelfde toonhoogte huilde als het kind dat neer geschoten werd in Bosnië en dat was mijn trigger moment. Als hij begon te huilen werd ik gek.

In therapie. Je gelooft het eerst zeker niet en dat het gaat helpen al helemaal niet je raakt steeds verder in de put en ziet geen uitweg. De eerste keer ben ik met de auto naar Amersfoort gegaan en dit was achteraf een slecht idee want de sessie zijn zeer vermoeiend. Ik heb over de terug weg vier keer zolang gedaan dan over de heenweg. Ook moest ik thuis gaan vertellen wat or met mij aan de hand was en wat ik had meegemaakt. Dat was zeker moeilijk ik moest mijn diepste emoties gaan tonen dit was niets voor mij.

Ik heb de nare dingen altijd voor mij zelf gehouden om er niemand mee tot last te zijn. En niet de grote jongen uit te gaan hangen met grote verhalen dat ik lijken had gezien en dat er gewoon mensen waren vermoord tijdens mijn dienst. Dit vond ik geen verhaal om het over te hebben. Na de eerste gesprekken over hoe we het aan zouden pakken was mijn therapeute er al snel achter dat schrijf therapie iets voor mij moest zijn en daar mee begonnen. Ik ben binnen de Militair Geestelijke Gezondheid Zorg (MGGZ) goed opgevangen.

Al ben ik het niet eens met het uitgangspunt van defensie, dat wanneer iemand ergens last van heeft, diegene eerst zelf maar eens uit moet vinden waar hij of zij last van heeft, voor je hulp krijgt. Dus een vraag-zorg bieden in plaats van een breng-zorg. Dit zorgt bij veel veteranen nog al eens voor kwade gedachten over de gang van zaken binnen defensie.

Hoe het nu gaat kan ik niet over oordelen, maar ik ben tevreden over de mij geboden zorg. Maar mijn terugkomst was niet een terugkomst om trots op te zijn. Ik wil niet zeggen dat we als oud vuil behandeld zijn zoals je van veel oud veteranen hoort, maar het gaat vandaag de dag wel een stuk beter. Maar hier wil ik het in mijn boek verder niet over hebben omdat ik anders te veel afwijk van mijn essentie.

Mijn schrijf therapie hield in dat ik naast de gesprekken over het hoe en wat twee keer per week een uur moest schrijven. Dit ging op vaste tijden en op vaste dagen.

Maar dan wel een uur en niet langer en daarna leuke dingen gaan doen. Waardoor je gedachten weer ergens anders naar toe werden verplaatst.

Tijdens het schrijven - de hele gang van zaken, weer door het hele verhaal tot in detail, tot het uur voorbij was dan leuke dingen gaan doen. Ik kan vertellen dat het gigantisch zwaar is om iedere keer dezelfde wachtronde te moeten lopen en te moeten omschrijven wat je ziet en hoort. Je moet wat er in je hoofd zit op papier zetten en dan het liefst tot in het kleinste detail. In het begin is dit heel erg moeilijk maar het wordt steeds eenvoudiger.

Ik kwam er ook achter dat het schrijven een opluchting gaf en het in dicht vorm opschrijven van mijn emoties een opluchting was.

Al snel kwam mijn eerste gedicht onderweg in de trein mijn emotionele gedachten los latend op papier.

Onzin

Op een dag 's avonds laat,
een vrouw met kind die aan het gillen slaat.
Rennend van de berg af richting kamp,
maar plots gebeurde er een ramp.
Een soldaat speelde voor god,
en loste zijn schot.
Eerst op de vrouw en toen op het kind,
hun schreeuw verdween in de wind.
Het werd muisstil om me heen,
ik wou dat ik op dat moment verdween.
Dit zijn de dingen die blijven hangen,
al zal je naar een beetje rust verlangen.
Welke gek heeft dit ooit bedacht,
oorlog, en dat om een beetje macht.
Want waar gaat het meestal om,
zijn de mensen dan echt zo dom.
De een geloofd dit en de ander dat,
wanneer zijn we het een beetje zat.
Laat ieder in zijn eigen waarde,
en stop het radicalisme in een lade.
Is het geloof dan wel zo goed,
als de verkondiging met oorlog moet.
Leef met elkaar in rust en vree,
dan gaan we met zijn allen nog een lange tijd mee.
Laat ieder geloven wat hij wil,
maar verkondig het niet met een loden pil.

Het werkte! Ik kon inderdaad schrijven en ik kwam erachter dat ik ook kon dichten. Het dichten was wel lekker nadat ik het eerste gedicht had geschreven viel er een deel van de last van mijn schouder. Na de eerste therapie sessie heb ik het volgende gedicht geschreven.

Mijn emoties op papier zetten gaf veel verlichting in mijn hoofd. Ik vond het zwaar om er over te praten maar op papier zetten ging me goed af, en kon ik het laten lezen wanneer ik er aan toe was. En het thuis front kon via mijn gedichten zien hoe het met mij was. Want praten thuis was nog steeds moeilijk. Ik wil ze er niet mee belasten. En door middel van deze mooie wijze van communiceren had ik de weg gevonden, en een extra middel om aan mijn verwerking te werken.

Mijn therapie is begonnen, het is zwaar en moet hieraan nog wennen, ook het praten met mijn therapeute valt me zwaar. Het constant moeten herbeleven en het uitzicht dat ik door middel van mijn therapie om zou kunnen gaan met mijn trauma was voor mij nog niet duidelijk.

Aan het einde zou ik mijn gedachten aan mijn trauma weg kunnen zetten en oproepen wanneer ik dat zou willen.

Het begin

Nu is het begonnen,

praten over iets dat is verdrongen.

Aan de ene kant lucht het op,

maar voor mijn emoties is het een strop.

Het liefst laat ik een traan,

maar toch laat ik me niet gaan.

Op de een of andere manier zit ik vast,

hiervan heb ik last.

Een lekker potje janken,

daar zal ik voor danken.

Maar op de een of ander manier,

gunt men mij geen plezier.

Het eerste gesprek was fijn,

hopende dat ik er vanaf zou zijn.

Er mee omgaan in spe,

daar ben ik al tevreden mee.

Nu van gesprek tot gesprek,

probeer ik te schrijven na mijn vertrek.

Ik vind het fijn,

om alleen met pen en papier te zijn.

Een van de mooiste geschenken,

is de tijd om na te denken.

Denken over wat je gaat doen ,

en denken aan toen.

Ook al zijn de gedachten niet zo fijn,

je weet dat ze er zijn.

De gedachten omzetten naar iets positiefs,

dat is wat ik blief.

Ik verwacht dat dit wel zou lukken,

al heeft een mens soms rare nukken.

Emoties vlogen heen en weer ik had ze niet onder controle ik werd kwaad om de raarste dingen en kon soms niet met de huilbuien van Sam omgaan.

Dit was dubbel zo zwaar want je weet wat er is en je kunt er op dat moment niets aan doen.

Het mooiste wat er in je leven is gebeurd zorgt er nu ook voor dat je treurt. Nu kijk ik er natuurlijk anders tegenaan omdat het me wel gemaakt heeft tot wat ik nu ben. Sam was dus de aanleiding en de trigger die de gedachten bij me los maakten en het waren geen fijne beelden, maar ik moest de verwerking ondergaan.

Ik wou niet nog verder van de wereld afraken.

Ik merkte al snel dat ik veranderd was en niet meer de Robert die ik was, ik werd wantrouwend naar iedereen en kon niet goed met sociale contacten omgaan.

Ik vermeed alles en iedereen. Mijn reacties waren ook niet meer zoals verwacht maar veel feller. En ook om de meest kleine dingen. Dit heeft natuurlijk ook weerslag op je gezins leven en je sociale leven. Ik weet nu dat deze er hevig onder geleden hebben. Ik dacht dat ik al in de put zat maar door de therapie en de herbeleving kwam ik er nog dieper in te zitten. Het gevoel van machteloos zijn bekroop me maar ik kon het niet tegen houden. Iemand die altijd alles in de hand had en het leven naar zijn hand had gezet was in 1 keer alles grip kwijt.

Machteloos

Het gevoel machteloos te zijn,

dat is niet fijn.

Het voor de geest halen,

daar ga je voor balen.

Het herbeleven,

ik kon er niet mee leven.

Het is gebeurd,

ik ben de gene die treurt.

Het verwerken van,

dat zijn we van plan.

Het goede gevoel,

dat is mijn doel.

Het krijgen van zin,

dat is het begin.

Life goes on,

So be it.

Maar wel met een goed gevoel.

En niet allen met het goede gevoel. Ook het uitzicht van het krijgen van een gevoel dat hoort bij een nieuw begin is nog moeilijk, al moet het wel gebeuren. Ik heb vanaf dat ik in 1994 de dienst heb verlaten hard gewerkt aan een carrière in de logistiek om daar mijn positie en stempel op te kunnen drukken. Ten tijde van mijn therapie was ik werkzaam als warehouse manager in Oldenzaal en ik vluchtte in mijn werk. Ik begon vroeg en was altijd laat klaar alles om er maar niet met mijn probleem bezig te hoeven zijn. Toen het mis ging ben ik gelukkig wel goed opgevangen door mijn werkgever, die ik vrij open van mijn probleem heb verteld, het er over praten ging ook beter alleen nog niet richting mijn vrouw en mijn naasten. Dit was een groot probleem want ik had al een probleem met mijn problemen dus waarom hun ook belasten met mijn problemen die ze niet zagen. Toch kwam er langzaam door de therapie een klein lichtpuntje aan de horizon en begon ik het gehuil van Sam beter te verdragen. Het heeft een aantal maanden gekost maar ik ging de goede kant op.

Gebeurt

Het is gebeurd, een belevenis waar je van treurt.
Het gebeurde in een nacht, plots heel onverwacht.
Ik liep mijn ronde, bleef langer staan die seconde.
Tegen de berg was het donker en zwart, een blik die je verwart.
In de verte gegil, hiervan werd ik stil.
Een moeder met kind, hun gegil droeg op de wind.
Toen het moment van de schoten, wat voelde ik mij kloten.
Het werd stil, weg was het gegil.
Je staat zo machteloos, en hopeloos.
Waarom moest het zo zijn, en doet het mij zo pijn.
Je wilt het stoppen, maar het laat je niet foppen.
Kon ik er toen maar wat mee, misschien waren mijn gedachten dan tevre.
Wat hun over kwam, raakte mij als een ram.
Een dreun zo hard voor je kop, maar na zo'n moment komt er een plop.
Een gedachte schiet door je heen, waar ik nu van ween.
De dag de belevenis, blijft het gesis.
Wat is er gebeurd, dat iemand een leven verscheurt.
Na twee dagen ben je het kwijt, je raakt van andere dingen verblijd.
Gedachten vervagen, je denkt dat je ze hebt verslagen.
Met veel drukte, dacht ik dat het wel lukte.
Het ging allemaal best, als ik meer deed dan de rest.
Je kunt het dan lang verbergen, en blijft aan de buitenkant lachen.
Maar plots dat moment, toen kwam mijn kleine vent.
Bij het huilen van Sam dat zwarte gat, ik dacht dat het er niet meer zat.
Het deed me veel pijn, om bij Sam te zijn.
De momenten van zijn verdriet, wist ik het niet.
Elke keer weer die nacht, als of ik daar op wacht.
Het deed me zeer, keer op keer.

Het kwam plots zo onverwacht, dat je niet kan slapen nacht na nacht.
Ik kon hem niet troosten al wou ik dat zo graag, op zo'n moment voelde ik mij laag.
Ik kon er niet tegen, al heb ik het in het begin verzwegen.
Er moest wat gebeuren, ik kon niet blijven treuren.
De stoute schoenen aan, en naar Ruud gegaan.
Deze heeft mij doorverwezen, naar het veteranen wezen.
Het heeft even geduurd, voordat er bericht werd verstuurd.
Toen kwam de hulp die ik nodig had, want ik was het helemaal zat.
Het gaat je leven beheersen echt waar, en ik kan je vertellen dat valt heel zwaar.
Je gaat je vervreemden van iedereen, en je komt te staan alleen.
Boos worden om de kleinste dingen, je kunt het nu niet meer verzinnen.
Ik heb het toch gedaan, al kan ik me nu wel voor de kop slaan.
Het heeft me leven veranderd in die zin, geloven doe ik nergens meer in.
Want als er een god is, heeft hij het mooi mis.
Hij maakt er een mooie zooi van, dat was vast niet het oorspronkelijke plan.
Daar waar het boek van hem anders wordt geïnterpreteerd, doen ze het verkeerd.
Maar waarom dan niet duidelijk geschreven, het leven is maar om het even.
Geniet er van zo lang als het kan, en maak er geen potje van.
Iedereen mag van mij geloven wat hij wil, maar doe het in je eigen wereld lekker stil.
Dit is hoe ik er nu over denk, het leven van een ander neem je niet in een wenk.
Laat de mensen leven, het is toch maar voor heel even.
Het heeft mij bij nader inzien goed gedaan, om naar een oorlogsgebied te gaan.
Want de negatieve gebeurtenissen, zal ik nu niet meer willen missen.
Ik heb er wat positiefs uit kunnen halen, en zal nu niet meer zo snel balen.
Ik sta nu hard in het leven, maar kan ook liefde geven.
Hard in de zin, van ik trap nergens meer in.
Alles wat van mij wordt verwacht, doe ik doordacht.
Liefde voor mijn vrouw en zoon, deze verdienen van mij een kroon.
Hun liefde voor mij, die maakt mij nu heel blij.
Sam mag van mij nu zoveel janken, ik zal hem er voor danken.
Hij is een van mijn bronnen van troost, al is hij een kleine kroost.
Sandra kan mij alles vragen, ik zal haar op handen dragen.
Door hen voel ik mij best, en heb schijt aan de rest.
Zit je goed in je vel, dan kom je er wel.
Dit is hoe ik er nu over denk, en een verhaal wat ik aan een ander schenk.
Doe er mee wat je wil, maar sta bij sommige dingen wel een stil.
Elk geloof is goed, het ligt er maar aan wat je er mee doet.
Dring het niet op aan een ander, als hij of zij het met je eens is denken ze wel "ik verander".
Laat alles op zijn beloop, dan hebben we allemaal hoop.
Ik heb in het leven weer zin, ik begin een nieuw begin.

Ik kon weer denken aan een toekomst al was ik nog niet van mijn problemen af, aan mijn eerste probleem heb ik hard gewerkt maar het bleek dat er nog veel meer zat. Dit was een terugslag maar ik wist dat ik ook daar van af zou komen. Ik begon nu op de weg naar het werk flashbacks te krijgen van een andere gebeurtenis.

Er was de nacht voor de volgende gebeurtenis hevig gevochten in de omgeving van de Bravo en er werd gevraagd door de Engelsen of wij op verkenning wilden gaan om te kijken hoe het er nu uitzag.

Het volgende verhaal is mijn herinnering aan die dag die ik steeds op een bepaald moment terug kwam in een bepaalde bocht op mijn route naar het werk. En later ook op momenten waar er niets was wat er aan dat moment herinnerde.

Het eerste verhaal in mijn dagboek van de therapie over dit moment heb ik voor u overgenomen. Dit om u een voorbeeld te geven hoe het verhaal iedere keer weer opnieuw op papier kwam. En door welke herinnering je steeds gaat. Nu zeg ik dat ik het fijn vond dat het gebeurde en dat ik er blij mee ben maar dat was toen wel anders het vreet aan je en het vermoeid je lichamelijk verschrikkelijk terwijl je denkt dat je een probleem in je hoofd hebt.

Het is op een dag in april, zo ik mij kan herinneren de 14^e. Op weg naar de B-cie, poort uit rechts af, langs de A-cie. Dorp uit links af richting Stancici, vlak voor het dorp een bocht, de bocht door en ik maar denken 'kijk links want dan zie je de zooi aan de rechterkant niet'.

Mis ik kijk recht tegen een dode vrouw aan die ligt op haar buik in de deur opening van het kleine boerderijtje aan de linkerkant wat onder aan de weg. Een hond ruikt aan haar, ik schrik en kijk naar rechts, hier drie lijken van mannen, ze liggen naast elkaar. Kijk je in het dorp, dan zie je dat de minaret is omgevallen. Verderop zie ik nog meer lijken, hangend uit de ramen. Een aantal zijn verkoold, de geur is ondragelijk, de geur van dode mensen. Telkens als het beeld terug komt ruik ik het weer, een geur die je nergens ruikt, maar op de een of andere manier in je hoofd zit en pijn doet op de momenten dat het komt.

De momenten zijn niet bepaald of te herleiden dit geeft mij angstige gevoelens. Het gevoel van ik heb het niet in de hand. Dit is een vreemde ervaring voor iemand die altijd alles in de hand heeft. Het komt plotseling, dan op de fiets, dan op kantoor, dan thuis of in een vergadering. Zo plots, je kunt er niets tegen doen. Elke keer weer dat stuk vanaf de bocht tot na de bebouwde kom.

Verder komt het niet, terwijl we verder zijn gereden richting B-cie, en hier de gevechten van dichtbij hebben meegemaakt. Op dat moment doet het je niet veel, maar nu komt het steeds weer.

Onverwachts. Waarom? Elke keer weer. Waarom? Alleen dat stuk. Waarom? Die geur. Waarom? Die pijn. Het doet elke keer weer pijn, niet zozeer lichamelijk maar geestelijk. Je krijgt er hoofdpijn van. Je wordt er kribbig van. Waarom? Dit wil ik niet. Ik wil verder met mijn leven. Zonder nare gedachten.

Ik zit vol vragen, maar ik krijg geen antwoord. Het is zeker dat de Kroaten dit hebben gedaan maar waarom? Wat bezielt een mens om vrouwen, kinderen en mannen het leven te ontnemen op zo'n gruwelijke manier.

In mijn gedachten is zo'n mens gek, modern gezegd ziek, maar toch gek. Moet zo'n mens dezelfde straf krijgen of erger of gewoon in een hok met de gedachten die mij pijn doen, zodat hij het kan voelen. Ik weet het niet en zou het nooit te weten komen. Het doet zeer en valt zwaar om er over te praten. Schrijven gaat beter al zal hierover ook gepraat worden. Tijd is om!

Na een uur kwam er heel veel of er kwam niets, maar meer dan een uur mocht niet en minder ook niet.

Als er niets kwam, kwam er dan ook niets maar je was er wel mee bezig. En het was zeer zeker vermoeiend en had je ook zeker leuke bezigheden na de tijd nodig om weer nieuwe energie op te doen.

Zo heeft iedere therapie zijn uitputtende slag maar dit wordt steeds beter. Iedere keer dezelfde route iedere keer het zelfde beeld de beelden gingen van zwaar naar minder zwaar to het moment dat je er niet meer belastend naar kunt kijken.

Ook tijdens de therapie heb je goede en slechte momenten maar hou dan ook in gedachten dat een ieder dat heeft wie je ook bent. Probeer ook te leren dat je veranderd en dat je het leven anders gaat indelen en anders gaat zien. Is in de begin fase heel moeilijk en dit is ook iets wat in de loop van de tijd komt. Ik leef nu met de instelling "Leef je leven zoals het komt, het komt slechts 1 keer."

En natuurlijk is het moeilijk maar probeer in het heden te leven. Wat geweest is, is geweest maar je leert er wel van.

Mijn hoofd

Mijn hoofd is raar,
het kent een gebaar.
Maar wat me verveelt,
het vergeet geen beeld.
Wat eens is gebeurt,
komt terug als het bepaald geurt.
Of bij een bepaald geluid,
komt het er weer uit.
Dit vertrekt wel weer,
en ik kijk er niet van neer.
Maar wat ik nu steeds zie,
is voor mij niet te verklaren zo een twee drie.
Dode lichamen van kinderen en vrouwen,
wie is er in deze wereld nog te vertrouwen.
Uit het raam en de deur,
en dan die ondraaglijke geur.
Vervelende gedachten beheersen mijn leven,
als ik tot rust kom al is het maar even.
Ze komen zo maar in mij op,
en verdwijnen met een plop.
Hopelijk is er in dit leven,
iemand die mij hulp kan geven.
Ik ben niet zoals het hoort,
als mijn herinnering mij stoort.
Nu er mee leren omgaan,
dan zal ik zeker mijn mannetje weer staan.
Dit alles heeft me zeer geraakt,
en ik hoop dat verder niemand dit mee maakt.
Zo zie je maar, je herkent een gebaar,
maar je hoofd blijft raar.

Je ziet dat een mens raar in elkaar kan zitten en dat er in een hoofd veel kan gebeuren wat je niet ziet. Iedereen die nare gebeurtenissen mee heeft gemaakt krijgt vroeg of laat te maken met de verwerking ervan. Dit gebeurt direct en in een aantal gevallen pas later als het direct gebeurt dan krijg je er later waarschijnlijk geen last van maar als het blijft zitten en als je het gaat negeren dan gaat het dus vroeg of laat mis.

Je loopt PTSS op en dan begint de verwerking. Een heel zware weg kan ik nu vertellen maar wel een weg die ik graag ben gegaan. Toch zijn er tijden geweest dat ik niet meer wou. En ook de meest eenvoudige oplossing wou nemen maar gelukkig is het niet zover gekomen.

De tijden van eenzaamheid waren zwaar, een eenzaamheid die ik zelf opzocht om mijn emoties maar niet te hoeven tonen. Ik heb veel tijd alleen doorgebracht met wandelen. En op die momenten allerlei manieren lopen bedenken wat ik zou doen.

Het enige waar ik steeds weer op uit kwam was dat ik van mijn probleem af was maar ik zoveel anderen er mee zou opzadelen. En dat was voor mij de reden om het niet te doen en weer een lichtpuntje te gaan zoeken. En dat punt vond ik iedere keer weer thuis.

Eenzaam

Alleen zit ik in de trein,

alleen met mijn pijn.

Al zou ik niet weten,

dat als we er met zijn tweeën hadden gezeten.

Het beter zou zijn,

met mijn pijn.

De gedachte doet weer zeer,

als ik er aan denk keer op keer.

Was de pijn lichamelijk,

dan was het nog tamelijk.

Dan neem je een paracetamol,

en heb je weer lol.

Maar dat gaat hier niet mee,

in mijn gedachte een diepe snee.

Het gevoel van een wond,

wel 1 meter in het rond.

Het kan ook meer zijn,

want het doet pijn.

De mensen in de coupe,

rijden met mij mee.

Gezichten zijn bekend,

maar namen niet gekend.

Mensen op weg naar hun werk,

staan zij na een gebeurtenis sterk.

De ene mens gaat er vlug overheen,

de andere krijgt een blok aan zijn been.

Mensen bij mij in de trein,

en ik zit hier alleen met mijn pijn.

Zware tijden zware gedachten mijn emoties die vast zaten en ik met mijn gedichten de buiten wereld kon raken en mijn verhaal kon delen. Het vertelen aan mijn vrouw en naasten was nog steeds niet te doen. Anderen mochten het wel horen omdat ik daar geen emotionele band mee had, maar door die gesprekken wel geleerd om mijn verhaal te vertellen en zo doende het ook naar mijn naasten te brengen dus op de eerste plaats schrijven en daarna gaan vertellen dat was voor mij de oplossing. Ook was het laten lezen soms zwaar want je weet natuurlijk niet welke reactie je krijgt.

Maar ik moet zeggen toch was het fijn om een reactie te krijgen. Nu als ik terug kijk heb ik heel veel waardering voor mijn Sandra; ze was en is een goede steun. Ik zou niet weten wat ik zonder haar zou moeten doen.

Schrijven

Schrijven doet meer als praten.

Dat had ik snel in de gaten.

In je gedachten vallen gaten.

En thuis kun je van alles laten.

Meten doe je met maten.

Na oorlog ga je het geloof haten.

Waar mag dit voor baten?

Als mensen daar hun leven voor laten.

Het doet goed.

Als iemand er voor bloed.

Maar is dat zoals het moet?

Dat ze baden in hun bloed.

Zo gooit de mens in hun eten roet.

Waar blijven de mensen mee zoet?

Denk eens onder je voet.

De aarde weet hoe het moet

Aan geloof kleeft bloed.

Dat is niet goed.

Laat iedereen stil staan bij zijn eigen leven.

Al is het maar voor heel even.

En schrijf wat je vindt.

Al is het maar voor je eigen kind.

Want door een paar radicalen.

Valt er straks voor hen niets meer te halen.

Mijn gedachten op papier wel zo eenvoudig want bij het vertellen kon je eens gaan huilen en je ware gevoelens laten zien. Mannen met een militaire achtergrond dat zijn toch de echte mannen? Die gedachten zijn me lang bij gebleven en dat heeft jaren geduurd. Emoties tonen is zwaar dit kan in het normale leven al zwaar zijn laat staan dat je moet gaan vertellen welke onmenselijke gebeurtenissen je hebt meegemaakt. Het was zeker niet iets om trots op te zijn.

De eerste jaren na terugkomst verdrongen om je omgeving te beschermen voor gruwelijke verhalen omdat je zelf het idee had dat je ze moet beschermen. En deze last is een last die je niet eenvoudig kunt delen. Maar nu doormiddel van de therapie wel de openheid heb moeten geven over het gebeurde is zwaar. Ik was er door ik kon mijn eigen gang weer gaan. De draad weer oppakken weer werken aan mijn carrière lekker weer volop werken en genieten.

Sam en ik deden veel samen ik houd ontzettend veel van hem en ondanks dat ik zeer zeker wel eens boos op hem ben gaat dit ook snel weer weg.

Gedaan

Ik heb het gedaan, ik heb het volstaan.

Ik voel me goed, dat is zo als het moet.

Ik voel me niet meer kloten, omdat er iemand is neer geschoten.

Met therapie zo ver gekomen, dat had ik in het begin niet durven dromen.

Het heeft me goed gedaan, ik kan mijn mannetje weer staan.

Het blijft raar, want je hoofd kent een gebaar.

Het is hoe je ermee omgaat, of het je dan verslaat.

Deze slagen waren voorbij, mijn oorlog is voorbij.

Ik kan weer genieten van alles wat ik doe, dacht ik in het begin hoe.

Met dit gedicht sluit ik een moeilijke periode af, de laatste tij was voor mij een straf.

Onmenselijke dingen gezien en meegemaakt, dat was wat me de laatste tijd heeft geraakt.

Moeilijkheden met het troosten van Sam, ik wist niet hoe het kwam.

Tot de beelden erbij kwamen, toen kwamen ze samen.

De een als Sam huilde, en pruilde.

De andere onverwachts, vooral 's nachts.

Het kost veel energie, die bezat ik nie.

Ik werd er van heel moe, al weet ik nu niet meer hoe.

Ik heb het gedaan, ik heb het volstaan.

Met dit gedicht sluit ik een zware periode en moeilijke periode in mijn leven af. Ik zat met het probleem dat de beelden die ik had meegemaakt met een verkenning in voormalig Joegoslavië in mijn maag. Ik werd er 's nachts wakker van, het putte mij uit.

Dit kwam allemaal op het moment dat ik rust kreeg in mijn leven. Ik had een baan gevonden die mij aanstond en de geboorte van Sam droeg hier ook aan bij. Na jaren lang van proberen en een aantal miskramen kregen we onze Sam, hiermee werd een periode afgesloten die ook veel energie koste.

Toen de rust kwam kwamen ook de nare gedachten waarvan ik dacht dat ze er niet meer waren.

Het ene raakte mij op het moment dat Sam begon te huilen en daardoor kon ik er niet mee omgaan als Sam dat deed, dit deed me zeer. Het andere kwam onverwachts de ene keer op de fiets, de andere keer op het werk dit was iets wat vrij moeilijk was omdat ik niet wist wanneer het kwam. Je kon je er niet op voorbereiden en er ook niks tegen doen, het putte verschrikkelijk uit. Na het besluit om in therapie te gaan is het na een nog slechtere periode alleen maar berg op gegaan. Er over praten en schrijven heeft me goed gedaan. Ik sta nu heel anders in het leven mijn kijk op alles is weer veranderd. Ik durf nu te praten over dingen die mij storen en dingen die mij zijn overkomen, want je kunt er beter over praten dan er mee blijven zitten, want ik heb een probleem.

Mijn kijk op het geloof is nu totaal zo gedraaid dat ik niet meer in god of wat dan ook geloof, want als er zo'n iemand is maakt hij er een mooie zooi van. Want dan was er niet zoveel ellende op de wereld geweest, en werden de slechten wel gestraft. De therapie heeft mij goed gedaan en ik wil het hier bij laten.

Met dit laatste stuk tekst sloot ik mijn schrijftherapie af, ik heb mijn schrijfopdrachten en gedichten bij elkaar gebundeld en laten lezen aan mijn naasten die er zeer positief op regeerden en aangaven dat ze nu ook wisten waarom ik zo veranderd was. De therapie was voorbij en ik dacht ik ben er van af mijn leven gaat verder en ik hoef me nergens meer druk om te maken. En dat ging ook goed zo'n jaar of zeven ik was druk en nog drukker ben voor mezelf gestart en dit naar drie jaar moeten stoppen omdat ik bedonderd ben en daarmee veel geld heb verloren. Ik was teleur gesteld in de mensheid dat men zoiets onderling kan doen en dan ook nog gewoon slapen dit kon ik niet verkroppen.

Ik kreeg een terug val en het begon voor mij opnieuw ik kreeg weer flash backs en raakte diep in de put.

Ik ben weer gaan praten met Joop en in die gesprekken kwam na voren dat ik toch maar eens weer in therapie moest gaan. Ik heb daarop weer contact opgenomen met defensie en kon weer terecht bij het MGGZ.

Deze keer hoefde ik niet naar Amersfoort maar ik kon naar Zwolle. Geleerd van mijn reizen naar Amersfoort ben ik met de trein gegaan. Mooi op tijd weg en dan wandelend zo'n 35 minuten naar de Meppelerstraatweg. Hier mijn eerste gesprek gehad en daar kwam men er achter dat er toch nog veel zat.

Mijn trigger moment zat hem nu in het vertrouwen in de mensheid die was wederom aangetast.

Ten tijde van mijn uitzending was het zo dat er daar verschillende partijen elkaar gewoon afmaakten omwille van een verschillend geloof. Mensen die generatie lang naast elkaar wonen dan van de een op andere dag elkaar vermoorden omdat ze een ander geloof hebben hoe kun je zoiets verzinnen. Tijdens mijn tweede komst in Zwolle moest ik een vragenlijst invullen en werd er samen met het eerste gesprek en mijn Case die er al was besloten dat ik EMDR therapie zou krijgen. Hier nog nooit van gehoord hebben ben ik het gelaten ondergaan. Tijdens mijn therapie ben ik ook weer gaan dichten over mijn gevoelens en mijn gedachten.

In het begin zat ik zo in de put dat ik het gevoel kreeg dat ik altijd alleen was en alles alleen moest doen.

Ik had een zware last op mijn schouders, problemen met het sluiten van de zaak want het is in Nederland zo dat als je iets netjes op wilt lossen met leveranciers en belastingdienst dat je een trap in de rug krijgt en met een schuld blijft zitten. Als je hier met een bord voor je kop de boel bedonderd kun je een maand later een nieuw bedrijf hebben en anderen met schulden laten zitten. Dan doet niemand je wat, maar wil je het netjes oplossen dan sta je alleen.....

Dan trekken ze je als nog een poot uit. Mijn vertrouwen was totaal verdwenen en ik viel weer in een heel diep gat.

Waar is de mens mee bezig als we op deze manier met elkaar om gaan. Wat bezielt de mens, werk met elkaar en niet tegen elkaar. Dan houden we het, het langst vol.

Alleen

Hier alleen, met een blok aan mijn been.

De energie, om normaal te leven heb ik nie.

Wat is normaal, mijn leven lijkt zo kaal.

Al heb ik het nu goed, is het niet zoals het moet.

Wat een puizooi heb ik er weer van, waar leer ik nu eens van.

Rowwen Heze zingt alles komt goed, en ik weet dat het dat doet.

Maar toch is er die pijn, waarom moet die er zijn.

Weer geloven dat het overgaat, zal wel gebeuren vroeg of laat.

Ik zit er mee, wat te zeggen tegen die twee.

Ik hou ontzettend veel van ze, maar mijn gedrag gaat soms te.

Er over praten valt me zwaar, misschien raak ik de verkeerde snaar.

Het is soms goed, als je het wel doet.

Mezelf niet in de hand, wat is er weer aan de hand.

Ik zit hier alleen, met een blok aan mijn been.

Weer in therapie, weer opnieuw, wanneer houd het nu eens op. Ik zag er nu twee keer zo zwaar tegen op omdat je voor een deel kunt verwachten wat er gaat gebeuren. Ik had het gevoel dat het deze keer zwaarder zou worden dan de vorige keer, dit werd mij ook verteld. Maar dat de tijd, dat het zwaar zou zijn wel korter zou zijn.

Met EMDR gaat het herstel sneller maar ook veel dieper ik heb er veel baat bij gehad.

EMDR, is een therapie voor mensen die last blijven houden van de gevolgen van traumatische ervaringen.

Hoe gaat EMDR in z'n werk?

De therapeut zal vragen aan de gebeurtenis terug te denken inclusief de bijbehorende beelden, gedachten en gevoelens. Eerst gebeurt dit om meer informatie over de traumatische beleving te verzamelen.

Daarna wordt het verwerkingsproces opgestart.

De therapeut zal vragen de gebeurtenis opnieuw voor de geest te halen. Maar nu gebeurt dit in combinatie met een afleidende stimulus. Doorgaans zal dat de hand van de therapeut zijn. De therapeut zal vragen de aandacht hierop te richten en daarna de hand op ongeveer 30 centimeter afstand, voor het gezicht langs, heen en weer bewegen. Een ander methode gebeurt door middel van een koptelefoon waarbij geluiden afwisselend rechts en links worden aangeboden. Na elke set wordt er even rust genomen. De therapeut zal de cliënt dan vragen wat er in gedachten naar boven komt. De EMDR procedure brengt doorgaans een stroom van gedachten en beelden op gang, maar soms ook gevoelens en lichamelijke sensaties. Vaak verandert er wat. De cliënt wordt na elke set oogbewegingen gevraagd zich te concentreren op de meest opvallende verandering, waarna er een nieuwe set volgt.

Een zware therapie maar het zou wel sneller gaan, naast de EMDR heb je ook gewoon je gesprekken en kreeg ik ook ontspanningsoefeningen voor als het me te veel werd.

Tijdens mijn therapie ben ik gewoon blijven werken wat natuurlijk ook een dubbele belasting was omdat daar ook alles gewoon doorgaat en het bij het bedrijf waar ik op dat moment bedrijfsleider van was ook helemaal mis ging door dat de eigenaar te veel geld op maakte en we failliet gingen dus hele zware tijden met het gevoel van ik ga niet meer het hoeft niet meer.

Totaal de accu leeg en dan wil je er weer makkelijk van af. Maar gaat toch door voor die genen die van je houden. Dat is je laad station daar kun je iedere keer toch weer terug komen voor een beetje begrip.

Weer in de trein

Weer in de trein ik zie er tegen op,

er gaat van alles rond in mijn kop.

Nu het invullen van een vragenlijst,

samen met het gesprek een verzameling waar het naar verwijst.

De pijn ik wordt er soms gek van,

maar nu weer een nieuw plan.

Hulp met een techniek,

mijn hoofd is ziek.

Praten valt me zwaar,

maar schijven is geen bezwaar.

Het weekend was shit,

met de problemen waar ik mee zit.

Het is weer moeilijk uit te leggen,

ik weet niet wat ik moet zeggen.

Er zijn er genoeg waar ik mee kan delen,

maar dit kan me niets schelen.

Hier in de trein samen maar toch alleen,

dat is fijn.

In mijn hoofd spookte toen de gedachte waarom iets gebeurt in de wereld wat een mens bezielt en hoe hij er bij komt. Hoe kortzichtig en small minded kun je zijn. En als je dan ziet hoeveel mensen er ook nog intrappen in dat soort verhalen en zich laten verleiden om oorlog te gaan voeren. Wanneer komt er aan zoiets een eind. Mensen die zich lieten verleiden tot deze stomme oorlog mensen die niet zelf willen of kunnen denken. Waar moet dit heen als we zomaar ieder malloot geloven die zegt wat we moeten doen.

Het voor je zelf opkomen is de mensen daar niet geleerd je doet wat je gezegd wordt.

Ook mijn vertrouwen in welk geloof dn ook, viel helemaal weg als je zo radicaal met elkaar omgaat. Hoe kun je als geleerde want daar mag je toch vanuit gaan als ze op de kansel of waar dan maar ook preken mensen zo tegen elkaar opzetten.

Wanneer zien we met elkaar in dat we normaal moeten doen en dat we hier samen leven. Gun elkaar de ruimte.

De grens

Wat bezielt een mens, wanneer bereikt hij zijn grens.

Hoe ver moet het gaan, voordat ze elkaar zien staan.

Wat bezielt een mens, wanneer bereikt hij zijn grens.

Wat willen ze dan doen, draait alles om poen.

Wat bezielt een mens, wanneer bereikt hij zijn grens.

Wat doet de mens toch altijd met zijn oorlog.

Wat bezielt een mens, wanneer bereikt hij zijn grens.

Het is de mens die de wereld verkloot, straks zijn we allemaal dood.

Wat bezielt een mens, wanneer bereikt hij zijn grens.

De wereld staat op haar kop, wanneer komt die stop.

Wat bezielt een mens, wanneer bereikt hij zijn grens.

Wanneer komt het goed, wie doet het nu zoals het moet.

Wat bezielt een mens, wanneer bereikt hij zijn grens.

Waarom dat geloof, wie is er nu een sloof.

Wat bezielt een mens, wanneer bereikt hij zijn grens.

Mensen hou nou eens op, door jullie staat mijn wereld op de kop.

Wat bezielt een mens, wanneer bereikt hij zijn grens.

De EMDR was inderdaad zwaar zwaarder dan ik had gedacht, ik zat uitgeteld in de trein naar huis terug.

Gelukkig is Enschede het eindstation waardoor ze mij wakker konden maken als ik er was.

Naast het drukke in mijn hoofd bleven de vragen maar spoken in mijn hoofd. Iedere dag veel vragen en geen antwoorden.

Het waarom is het gebeurd?

Was er wel dat gebeurt wat ik dacht?

Wie heeft het gedaan?

Waarom heeft hij of zij het gedaan?

Wat bezielt iemand?

Hoe gek kun je zijn?

Dit zijn een aantal vragen die maar bleven spoken.

En als dit maar lang genoeg duurt, wordt je er zelf gek van. Terwijl je weet dat je geen antwoord krijgt.

Waarom geen antwoorden en waarom bleven de antwoorden uit. Zo krijg je steeds meer vragen en steeds minder antwoorden vandaar het volgende gedicht.

Vragen

Veel vragen willen veel antwoorden,

hoe moet ik deze verwoorden.

Veel vragen in mijn hoofd,

geen antwoorden maar verdooft.

1 antwoord dat is fijn,

vanwaar mijn pijn.

Wat drijft een mens tot deze waanzin,

waar geloven deze mensen in.

Van waar hun boze daad, vertel mij waar dat staat.

Wie verteld ze wat ze moeten doen,

waar komt hij vandaan die oen.

Kunnen ze zelf niet denken,

wij kunnen het leven alleen maar schenken.

Een ander van het leven beroven,

waar moet je dan in geloven.

Waar geloven die mensen in,

heeft het leven voor hen geen zin.

Een geloof is goed,

het ligt er alleen aan wat je ermee doet.

Steeds verder raakte ik in de put met goede en slechte momenten, maar je weet niet wanneer je goede en je slechte momenten zijn. Ik ging ook steeds meer wandelen dan kwam ik ook in mijn dissociatie wat ik fijn vond. En zeker als plezierig heb ervaren.

Dat waren voor mij de momenten dat ik dan even nergens aan hoefde te denken. Er kwamen geen vragen die een antwoord zochten gelukkig wat een rust.

Ik liep op die momenten op de automatische piloot en liep echt overal heen zonder te weten waar ik uit kwam. Het maakte mij ook niet uit als ik niet meer kon, dan ging ik wel een stuk met de trein terug. Onderweg zag ik niets of niemand dit was onbewust omdat ik lekker met mijn gedachten weg was.

Met het volgende gedicht laat ik zien hoe druk je het in je hoofd kunt hebben en het dus ook fijn is dat je een dissociatie hebt.

De pijn in je hoofd is niet te verdoven met een pilletje en dat is het vervellende het constante bezig zijn in je hoofd dat is wat je gek maakt.

Je kunt het niet uitleggen wat er gebeurt maar er komt zoveel in je hoofd voorbij dat het niet meer te volgen is.

Druk

Hier ben ik weer, mijn hoofd doet zeer.

Met me zelf in conflict, ik lijk wel getikt.

De therapie is zwaar, en heel raar.

Door middel van tikjes genezen, het zal wel zo wezen.

Na de eerste keer, kwam ik in het verweer.

Goede en slechte dagen, maar wat loop ik te klagen.

Op zich heb ik het goed, maar mijn hoofd is niet zoals het moet.

Het komt wel weer terecht, ze beloven het echt.

Ben thuis niet echt aanwezig, alles houd me bezig.

Mijn hoofd is druk, mijn leven komt voorbij in een ruk.

Ik kan het allemaal net aan, want ik moet wel mijn mannetje staan.

Hou alles binnen, kan zelfs geen gesprek beginnen.

Als ze verkeerde woorden zeggen, ben ik bang het af te leggen.

Wil het liefst niets doen, maar dan verdien ik geen poen.

Ik kom er wel door, als je dat maar weet hoor.

Probeer te veel in de toekomst te kijken, en dat het dan mooier is zal blijken.

Moet ophouden met piekeren, ik moet het leren.

Van daar de drukte in mijn hoofd,

Het gaat over dat is beloofd.

Je bent nooit te oud om te leren, en ik wil mijn gezin niet bezeren.

Ook werd er tijdens mij therapie uitgelegd hoe je gedachten werkten dat de ene hersens helft je beleving is en je andere je opslag en dat het poortje wat er tussen zit door dat je PTSS opgelopen had los was komen te staan en dat dus je gedachten je beleving werden.

In het volgende gedicht laat ik zien hoe mijn gevoel is op dat moment in de therapie. Ik heb regelmatig in de buurt van mijn therapeut gestaan met de gedachten ik ga niet naar binnen ze kunnen me allemaal de pot op ik stop. Die diepte en die tegenslag van het iedere keer op moeten brengen om naar de therapie te gaan vindt u in het volgende gedicht. En vooral was dit voor mij de manier om mijn thuisfront te laten meemaken hoe het met me was. En hoe mijn gevoel was op dat moment.

En dat er dingen met je gebeuren die je zelf niet in de hand hebt zoals het vergeten van zaken die normaal niet gebeurde.

Alles wat mij verteld werd bleef ik onthouden hoe lang ook en dat wou niet meer.

Klote

Ik voel me kut,

zit in de put.

Ben depressief,

dat maakt me niet lief.

Ik zit niet in me vel,

dat is voor mij een kwel.

Dit is mega stom,

 ik voel me olie dom.

Vergeetachtig ben ik aan het worden.

Op weg ik voel me goed,

maar onderweg ga ik mijn ellende tegemoet.

Wat moet ik daar ik vindt het niet fijn,

laat me maar alleen staan alleen langs de lijn.

Graag terug naar huis, maar daar is het ook niet pluis.

Waar moet ik heen om rustig te zijn,

het begin is nergens fijn.

Op visite ik zie er tegen op,

maar weggaan is nog een grotere flop.

Ik alleen op de weg,

dat is dikke pech.

Ik bleef in mijn depressie hangen en iedere keer dat ik dacht er wel uit te komen werd ik terug getrokken of terug geschopt. Dat gevoel bleef maar hangen. Nergens meer zin in ik ging zelfs niet meer wandelen. Alles was me te veel. Ik kreeg van mijn therapeut het voorstel om eens met de psychiater van het centrum te gaan praten over medicatie, om zo meer rust te krijgen. Nu moet u weten dat ik nog geen paracetemolletje slik. Dit was dus voor mij nog een vraag waarop ik zelf een antwoord moest geven. Wat zal ik doen ik voelde me toch al kloten dus heb toegezegd dat ik het wel wou. Ik kon het altijd proberen baad het niet dan schaad het ook niet. Het was zeker wennen iedere dag een pil en niet wetend wanneer de kuur ophield. Dubbel vervelend was dat ik ook vergeetachtig aan het worden was dus maar mijn alarm op de telefoon gezet om op tijd mijn happy pil in te nemen. En nu moet ik zeggen ik ben blij dat ik het heb gedaan. Ik voel me een stuk beter na een aantal weken als de medicatie zijn werking begint te vertonen. Het helpt je een stuk de goede kant op en de drukte in je hoofd wordt minder. Het schijnt namelijk dat als je in een depressie zit je een te kort aan monoamines hebt. Deze stof zorgt voor een opwekkend effect in de hersenen en in het pilletje (lexapro) zit deze stof en zorgt er dus voor dat je een opwekkend effect krijgt in je lichaam waardoor je geestelijke accu weer oplaad.

Alles

Alles komt voorbij mijn problemen zij aan zij.

Pijn in mijn hoofd en pijn in mijn hart.

Wie kan mij hiervan verlossen, je hoeft er niet om te tossen.

Altijd alles in de hand, en nu zo slap als een krant.

Nu misschien aan de pillen, zou ik dat wel willen.

Weer wat om over te malen, ik ga er langzaam van balen.

Waarom kan ik niet slapen waarom geen rust.

Zo druk in mijn hoofd, en het idee dat niemand mij gelooft.

Alles wat ik doe kost energie, maar de oplossing zie ik nie.

Wanneer komt het goed, als er niets meer moet?

Pijn verdriet en zwart gat, ik ben mezelf zat.

U ziet dat het niet allemaal goed gaat en dat je er ook aan denkt om eruit te stappen, maar gelukkig is dit niet gebeurd. Praten het volgende gedicht gaat er over dat het moeilijk is om je gevoelens te uiten waar je mee zit.

Het geeft ook aan dat het moeilijk is je gevoelens onder woorden te brengen.

Je kunt niet alles wat er in je hoofd gebeurt maar op papier zetten of vertellen, heel raar maar het lukt niet.

Dit was tenminste mijn ervaring ik kreeg het niet voor elkaar. Bovenop alles kreeg ik ook nog eens een burnout nu was de accu echt leeg. In mijn herstel hiervan ben ik begonnen aan de badkamer omdat ik dingen moest doen die ik leuk vond en klussen is mijn grootste hobby en dus ga je niet langzaam een klein klusje beginnen maar zet je de badkamer op de kop omdat je tijd zat hebt. Dit viel me toch zwaar tegen want als je alles eruit hebt moet ook alles er weer in want ze willen zich toch douchen en naar het toilet. Dus eigenlijk toch iets te veel maar ben er door gekomen.

Praten.

Praten valt me zwaar,
zie hierin het grote gevaar.
Zal ik breken tijdens het praten,
vallen er in mijn gedachten dan gaten.
Komt er een breekpunt,
of voel ik me dan een rund.
Een gedachten partner gevonden,
is ze door de hemel gezonden.
Kan met haar goed praten,
we houden elkaar goed in de gaten.
Vindt het bezwaarlijk dat het thuis niet lukt,
ik ga hier onder gebukt.
Praten thuis gaat zwaar,
toch hou ik ziels veel van haar.
Ik wil haar niet belasten,
het zijn toch mijn lasten.
Mijn hoofd zit vol,
het wordt me nu echt te dol.
Badkamer op de kop,
wanneer hou ik nu eens op.
Wanneer neem ik eens zonder donkere gedachten tijd voor me zelf.

Rond mijn 40e verjaardag kwam het volgende gedicht door meerdere oorzaken ging het weer slechter. Ik had dus een burnout opgelopen door te veel werk op mijn schouders te nemen dus ik werd wakker en kon niet in de benen komen. Ik kon helemaal niets meer mijn lichaam gaf het op. Mijn accu was leeg. Zo kunt u zien dat er na goede momenten ook weer slechte momenten komen maar ook anders om want het gaat zeker beter.

En net als voor velen is je 40ste verjaardag toch een mijlpaal en ga je toch nadenken over wat je hebt gedaan en wat je nog wilt doen. Mijn gevoel nadat het eigenlijk weer wat beter was gegaan was weer klote. Ik zat wederom in de put weer slechte tijden en dan komen weer die vragen; waarom ik?, waarom?

Slecht.

Het gaat weer slecht.

Het gaat weer wat minder,

toch zie ik de zon daar ginder.

Al was mijn reis door dit leven soms zwaar,

ik hou het wel vol en dat al 40 jaar.

Was zeker van plan dit nogmaals te doen,

en zou het niet willen missen nog voor geen miljoen.

Nu weer een zware terugval gehad,

ik lag plat op mijn gat.

Alle energie ineens weg,

wanneer houd het nu een op mijn pech.

Hopen dat het nu eens de goede kant op gaat,

en ik niet kom te liggen op de straat.

Wat moet ik doen,

om mijn leven te laten passen als een schoen.

Een zware tijd komt eraan,

nu moeten mijn gedachten recht gaan staan.

Een tijd van op en neer,

van verdriet en zeer.

Slecht wat voel ik me slecht,

het ging toch beter heus echt

De ups en downs volgden elkaar op slechte momenten en goede momenten. De constante ondraaglijke pijn in je hoofd. Iemand waarmee je kunt delen is er zeker wel maar je wilt het niet je wilt niet iemand anders dan je therapeut ermee belasten. Deze wordt er tenslotte voor betaald. De pijn bleef meestal wat minder maar als hij kwam, dan kwam hij hard.

Pijn

De pijn is niet fijn.

Ik zit er alleen mee, zoals mij zijn er geen twee.

Praten maar niet met zo velen, niemand waarmee ik kan delen.

Als je met iemand praat, weet je hoe het gaat.

Er komen oplossingen voorbij, maar welke is goed voor mij.

Het probleem ligt bij mij, niet bij de anderen in de rij.

Moet ik mijn probleem op een ander leggen, wat zullen ze er dan van zeggen.

Altijd haantje de eerste, nu met pijn de zeerste.

Waarom ik waarom nu, malen in mijn hoofd en dat continu.

Ik ben moe, een gevoel dat ik nooit had tot nu toe.

Mijn accu is leeg, ik wou dat mijn hoofd zweeg.

Langzamerhand gaat het wat beter en kun je wat meer nuchter nadenken. Maar op de een of andere manier komt er een splitsing in je gedachten. Het volgende gedicht gaat over de tweedeling die ontstaan is in mijn hoofd. Ik ging met mijzelf in discussie over wat ik wel en niet wou. De ene kant van mij wou alles en de andere kant wou niets.

Bang

Ik zit hier bang om verder te gaan, goed dat ik vroeger ben weggegaan.

Even moed verzamelen onderweg, ik moet wel verder zeg.

Doorgaan waar ik mee bezig ben, zodat ik mij zelf straks weer ken.

Heb nu het idee, dat ik ben met zijn twee.

De ene wil wel, de andere is een kwel.

Tweestrijd in mijn kop, wanneer houd het nu eens op.

Wil ik wel of wil ik niet, ik wou dat de kwel me verliet.

Genieten dat is wat ik deed, van alles wat er op mijn pad gleed.

Wanneer komt dit weer, wanneer houd het op met de zeer.

Ga weer door, hopelijk op het goede spoor.

En dan weer al die vragen en weer geen antwoord.

Tijdens mijn therapie heb ik geleerd dat er drie dingen zijn, jij, de ander en de feiten.

Door constant met de vragen van waarom te blijven zitten wou ik proberen alles te veranderen behalve mij zelf.

Dit inzicht was wel fijn.

Je kunt namelijk de ander niet veranderen en de feiten ook niet maar je kunt zeker aan je zelf werken en je eigen beeld positiever maken.

Waarom

Het waarom komt voorbij,

leren leven met waarom aan mijn zij.

Het waarom zit weer in mijn hoofd,

klote voor iemand die in een antwoord gelooft.

Het waarom zit er weer in,

heeft zonder antwoord het leven geen zin?

Het waarom is er weer,

geen antwoord dat doet zeer.

Het waarom zit weer vast,

zoekend naar een antwoord dat past.

Het waarom, en weer geen ....

Dit korte gedicht geeft weer wat er met me was de vragen en geen antwoorden En dan komt toch licht aan het eind van de tunnel.

Je krijgt op een moment het inzicht in wat je moet doen om te veranderen.

En dat er op vele vragen geen antwoorden komen dus je kunt je zoektocht naar antwoorden staken en een nieuwe tocht beginnen.

Zoeken zeker maar naar mijn nieuwe ik wat wil ik wie ben ik dat is mijn doel.

Vele mensen zoeken en vinden en vele mensen zoeken en vinden niet, maar ik was nu vast besloten om mijn nieuwe ik te vinden.

Ik kreeg weer zin om te leven en weer zin om dingen te doen. Ik zag weer de zon en niet altijd de regen.

Het volgende gedicht geeft de zoektocht weer en het vinden van mijn zelfkennis. Een leuke tocht maar vermoeiende tocht want vanaf mijn eerste therapie dag ben ik met die tocht begonnen weet ik nu. Ik heb ervan geleerd dat ik verander en dat iedereen veranderd en dat je dat moet accepteren. De feiten en de ander blijven wel maar jij moet veranderen en als de rest dat niet aanstaat is dat jammer. Je hoeft niet altijd leuk gevonden te worden.

Zoeken

Mensen zoeken, naar antwoorden in boeken.

Mensen vinden, antwoorden bij gelijk gezindten.

Waarom ben ik alleen, met mijn vragen als een blok aan mijn been.

Ook ik lees boeken, maar ik blijf erin zoeken.

Ook bij gelijk gezindten, kan ik het echt niet vinden.

Dus ben ik weer alleen, met het blok weer aan mijn been.

Hoewel ik weet dat ik alles vinden kan, en er een logische verklaring zit in mijn hersenpan.

Toch loop ik te zoeken, naar antwoorden in boeken.

Antwoorden bij gelijk gezindten, alleen ik kan ze niet vinden.

Wanneer geef ik mijn zoektocht op, en zie ik in dat ik het doe voor nop.

Niet op iedere waarom, krijg je een daarom.

Niet op iedere vraag die in je opkomt, komt het antwoord prompt.

Heel veel vragen blijven onbeantwoord, dat is wat mij stoort.

Zo zullen vele vragen geen antwoord dragen.

Toch wil ik een antwoord, dat is wat er in mij hoofd boort.

Ik weet wel wat het is, er is meer water dan vis.

Dat zal ook zo zijn met mijn vragen, die komen in meerdere lagen.

Alleen de antwoorden schieten te kort, waarom is er alleen het varken dat knort.

Wetend dat er te weinig antwoorden zijn, toch zit ik met mijn pijn.

Accepteren van de logica, dat is waarvoor ik sta.

Aan de ene kant wel en aan de andere kant niet, het wordt tijd dat ik van het leven geniet.

Deze kwelling is niet goed voor mijn hart, het wordt tijd voor een nieuwe start.

Het leren leven met de nieuwe ik, wat zal het worden weer een nieuwe kik.

Weer een vraag waarbij het antwoord op zich laat wachten, maar geen antwoord waar ik op zit te smachten.

Het gaat slecht of het gaat goed, het ligt aan je zelf hoe je het doet.

Mag ik mij voorstellen mijn naam is Robert de nieuwe ik, een met veel kanten ik hoop dat ik u schik.

Indien deze ik u niet aan zal staan, zal ik u niet in de weg staan.

Samen zullen we moeten leven met de nieuwe ik, voor mij nu al een kik.

Als mijn nieuwe ik u niet aan staat, heb ik liever dat u weg gaat.

Samen met mij naar een nieuw doel, dan val ik niet meer op mijn smoel.

Samen met mij de schouders eronder, ik beloof u ik wordt bijzonder.

Ik weer vrolijk en blij, met het leven aan mijn zij.

Zoals mijn tatoo ook zal prijken, je moet leven niet zeiken.

LEEF JE LEVEN ZOALS HET KOMT, HET KOMT SLECHTS 1 KEER

U ziet er komt licht aan de horizon en ik ging me weer goed voelen de therapie had zijn uitwerking weer gehad.

Ik was bijna uit de tunnel en het ging echt beter.

Ook de gespreken werden luchtiger op de terug weg van één van mijn therapie uren heb ik het volgende gedicht geschreven.

Gesprek

Fijn gesprek gehad,

over van alles wat.

We gaan nu bouwen aan de nieuwe ik,

als ik er aan denk krijg ik een kik.

Stap 1 is gedaan,

ik zie me zelf weer staan.

Niet weer op mijn smoel,

maar nu met een doel.

De rest van mijn leven,

ook eens om mij zelf geven.

Er blijft nog genoeg over voor de rest,

ik vind mijn verandering best.

Als een ander er niet mee kan leven,

is het mij om het even.

Fraai is een op zich zelf staand gedicht waarin ik vertel dat er tijdens de therapie ook andere dingen kunnen gebeuren, want het leven gaat wel verder en ik kreeg zoals dat heet een aangezicht verlamming. Weer een terug val?Ik vond van niet ik had nu al zoveel meegemaakt dat dit er ook wel bij kon. Net de accu opgeladen en weer zin in alles en dan te horen krijgen dat je volledige rust moet hebben.

Hoezo, terug val hahaha en tijd van stierlijk vervelen.

En een tijd van veel denken, denken aan de nieuwe ik, ik had weer wat.

Toch waren er momenten waarin ik weer dacht, waarom ik nu weer heb ik nog niet genoeg gehad. Maar dan weer de gedachten ach als je ziet wat ik mee heb gemaakt dan kan dit er ook wel bij. En dan liever ik dan Sandra want die heeft het al moeilijk met mij.

Maar zoals u al heeft kunnen lezen ben ik niet iemand die stil kan zitten maar nu moest het en dat was wel zwaar. Stil zitten en tv kijken, ik heb echt alles gezien op Discovery en veel geleerd.

Fraai

Mijn gezicht is niet fraai, over mijn wang een gevoelloze aai.
Aangezichtsverlamming dit is ongekend, na weken trainen weer op mijn krent.
Rust is nu het medicijn, hier ga ik niet gelukkig mee zijn.
Bij mijn vraag kan het nog erger dan is geweest, zie ik eruit als een beest.
Een emotieloze blik, eentje waar ook ik van schrik.
Mijn oog stond stil, een bittere pil.
Deed het af met een lach, totdat ik mijn wang zag.
Deze bewoog niet meer mee, zo kwam ik raar pratend van de wc.
Sandra snel de artsen dienst gebeld, en deze kwamen gauw aangesneld.
Aangezichtsverlamming was de uitslag, iets waar ik nu wel om lach.
Vol gepompt met medicijnen, van mij mag het snel verdwijnen.
De vooruitzichten zijn weken, hier wel even van opgekeken.
De komende tijd valt me zeker zwaar, volledige rust ik ben de sigaar.

Ik ging op zoek naar de nieuwe ik en heb hem gevonden. De weg van het zoeken naar de nieuwe ik was leuk. De nieuwe ik kreeg steeds meer plaats in mijn leven. Ik had geleerd van mijn ervaringen in het verleden. Ervaringen die niet altijd leuk waren, maar je maken tot wat je bent. Toch is het raar als je naar jezelf kijkt en je een nieuwe ik ziet. Een nieuwe ik; "zou die wel passen?" Een nieuwe ik; "zal die wel bij me staan?".

Ik paste hem en vond wel dat hij goed zat, hij beviel goed. Het was inderdaad een nieuwe ik met oude trekken. Maar de vervelende zaken omgezet naar nieuwe toekomst perspectieven. Tijdens mijn gesprekken het ook veel gehad over mijn nieuwe ik en Sjef kon ook zien dat ik aan het veranderen was. Ook thuis zag men een verschil, ik was niet meer die oude brombeer van vroeger . Mijn nieuwe ik zorgde ervoor dat ik ging denken aan een wisselingwerking, wat wou ik doen met mijn ervaring? Weer een vraag maar nu met een antwoord, ik wil anderen helpen.

Ik had geleerd om vragen aan mezelf te gaan stellen waar ook een antwoord op gegeven kon worden, zodat ze niet bleven hangen. En geen vragen meer te stellen waar ik toch geen antwoord op had. Leef in het heden en denk aan de toekomst, leer van je verleden.

Ik.

Wie ben ik.

Waarom ben ik.

Waarheen ga ik.

Waar sta ik.

Ik ben ik.

Ik was ik.

Verander ik.

Boze ik.

Drukke ik.

Blije ik.

Verdrietige ik.

Ik ben niet meer ik.

Ik ben een andere ik.

Wie is deze ik.

Leren leven met deze ik.

Moeilijk voor ik.

Ik heb mijn therapie afgesloten met een lang gedicht waar men zeer zeker eens moet over nadenken. Want zoals we nu met elkaar omgaan, kan niet lang duren. Dan maken we elkaar kapot en blijft er niets over. En we willen toch ook wat achterlaten en niet alleen de zooi. Dit is het inzicht wat ik heb gekregen tijdens mijn therapie en in de afgelopen 10 jaar. De wereld waarin wij leven is een wereld die egoïstisch is we denken alleen maar aan ons zelf hoe goed we zelf presteren en niet meer hoe we een ander verder kunnen helpen.

Nu wil ik niet zeggen dat ik de groot verlosser ben en het wiel opnieuw uitgevonden heb, maar ik ben er zeker voor dat we met elkaar moeten leven en elkaar de ruimte moeten geven.

Ik heb één geloof en dat is het geloof in een betere wereld. Niet in een god of wie dan ook, maar als we egoïstisch willen zijn, geloof in de kracht van jezelf. En als je dat te pakken hebt deel het met anderen.

Als we allemaal een beetje meer behulpzaam zouden zijn en niet alleen aan ons zelf denken dan zou het een beetje beter gaan met deze wereld.

Als we door gaan zoals nu dan maken we de wereld kapot.

Leven

Het leven steekt soms raar in elkaar, het leven is soms hel zwaar.

De ene krijgt dit en de andere dat, zo krijgen we allemaal wat.

De ene krijgt plus de andere min, zo heb je lust zo heb je zin.

We moeten het doen met de dingen die we kunnen, en elkaar wat meer vrijheid gunnen.

We zijn met z'n allen op deze wereld geboren, dit is de plek waar we allemaal horen.

Laten we stoppen met het leven in het verleden, en laten we kijken naar het heden.

Tijden veranderen maar mensen niet, ben ik dan de enige die dat ziet.

De mens op de straat, dat is waar het om gaat.

En niet dat handje vol, dat staat te lullen als een drol.

Hun daar boven gaat het goed, en ons maar vertellen hoe het moet.

Ik hoop dat er zo langzamerhand, bij het volk wat meer los komt van het verstand.

Zoals ik naar de wereld kijk, zijn de mensen overal gelijk.

Een andere kleur een andere taal,

Een ander doel een ander verhaal?

Laten we het samen doen ja met elkaar, dan is het leven voor allemaal niet zo zwaar.

Het alfa gedrag zijn de mensen moe, geef nu ook eens je fouten toe.

De mensheid heeft veel fouten gemaakt, dat is de geschiedenis die mij raakt.

Maar gedane zaken kennen geen keer, al doet de herinnering zeker wel zeer.

Herdenken zodat je er bij stil staat, en dat zoiets niet weer gebeuren gaat.

Dat is wat we doen, naar alle slachtoffers een dikke zoen.

Waarom leren we dan niet van onze misstappen, en staan we nog steeds tegen die ander aan te trappen.

Waarom laten we elkaar niet met rust, en ik zeg niet dat er meer moet worden gekust.

Maar gewoon elkaar tolereren, en elkaar eens gaan waarderen.

Laat ieder zijn geloof beleven, door ieder zijn eigen ruimte te geven.

Alle geloven door elkaar, het zal wennen zijn maar niet zwaar.

Dwing je geloof niet aan een ander op, anders krijgen we weer ruzie voor nop.

Een worden zal niet lang hoeven te duren, gezellig toch al die verschillende culturen.

Elkaar de ruimte geven, dat duurt maar heel even.

Ieder mens is apart, of hij nu slim is of verwart.

Laten we meer rekening met elkaar houden, dan komt er een mooie tijd jawel een gouden.

Laten we samen aan de toekomst beginnen, ik heb ze er opgezet mijn zinnen.

Samen kunnen we er nog wat van maken, maar dan moeten we wel stoppen met onze oorlogszaken.

Laat de mens de mens, en laat ieder doen en wens.

Een mens heeft het recht zijn eigen keus te maken, als hij daar een ander niet mee kan raken.

Ga allemaal nu eens even nadenken, en dan kunnen we elkaar de ruimte schenken.

Ik hoop dat ik met dit gedicht jou als lezer een inzicht heb gegeven waar we met zijn allen mee bezig zijn en dat er wat moet veranderen.

Mijn doel is al bereikt als ik het voor elkaar krijg als men er over nadenkt. Want dat betekent het begin van verandering. En als we allemaal denken waarom moet ik beginnen dan krijg je van mij te horen, "waarom niet?"

Dit is de vraag die ik mee wil geven. Dit is de vraag die ik in je hoofd wil planten laat hem spoken en doe er je voordeel mee. Ik heb van mijn verleden geleerd en ben er achter gekomen dat wat we deden op dat moment goed was of in ieder geval goed leek. En dat kunnen we niet meer veranderen. Maar dat wil niet zeggen dat we er mee door moeten gaan. Stoppen en toegeven dat we fout waren is ook een goed begin aan het nieuwe. Ik kan niet werken aan jou nieuwe ik maar ik kan je wel de handvaten geven om een nieuwe ik te worden. Graag ondersteun ik je daar ook in maar ik kan het niet voor je doen ik kan alleen maar een voorbeeld zijn. Zoals je ziet wordt de nieuwe ik een nieuwe egoïst want hij weet dat het fout gaat. De nieuwe egoïst wordt een positiefist iemand die alleen maar door een roze bril kan kijken?

Nee, dat niet maar iedere positieve wending is er één. En natuurlijk moeten we ook negatieve zaken hebben anders raken we het zicht op de positieve kant kwijt. Wil je na het lezen van dit boek ook werken aan je nieuwe ik dan kan ik mededelen dat er geen therapie voor is en ik ook geen sekte opricht. De nieuwe ik zit in je en door aan je eigen zoek tocht te beginnen zal je hem vinden. Draag dat naar buiten uit en steek een ander er mee aan laat het als een goede besmetting door de wereld gaan. Als je in je zoek tocht je nieuwe ik vind komen we elkaar van zelf tegen.

Naast de gedichten die ik tijdens mijn therapie heb geschreven, heb ik niet stil gezeten en dicht ik gewoon door over alle emoties en zaken die mij aan het hart gaan.

Dus ook wil ik je niet onthouden van gedichten die ik heb geschreven na mijn therapie. Het volgende gedicht is mijn frustratie naar alle politieke partijen en ik heb deze ook rond gestuurd en helaas maar weinig reactie erop gehad. Zo kun je maar zien dat er in politiek Nederland maar weinig plaats is voor de Nederlander, ze zitten er voor zich zelf voor hun eigen zaak. Als ze presteren dan is het goed, maar waarom luisteren naar de burger die weet niets van de politiek. Politiek is een ambacht geworden je moet er voor studeren het is niet meer zo dat men gewoon dat doet wat men moet doen. Het land regeren en zorgen dat de burgers zich goed voelen. Nee, je moet zelf zoveel onzin verkopen en zoveel onzinnige discussies voeren dat het lijkt dat je heel druk bent. En dan hebben we het al helemaal niet over de wanprestaties van sommige ambtenaren als deze mensen in het bedrijfsleven hadden gelopen waren ze al lang aan de kant gezet. Maar genoeg over mijn politieke inzicht want ik heb er niet voor geleerd dus waar heb ik het over.

Waar?

Waar gaat het heen, de politiek als een blok aan ons been.

Ze vechten voor zelfbehoud, zijn dat de mensen die u vertrouwd.

Als hun partij maar aan de top komt, ze vergeten daarbij ons prompt.

Politici hou op met ouwehoeren, en met elkaar stomme zaken te voeren.

Ga zoals het hoort, aan jullie taak en maak het voort.

Bestuur dit land, niet als een slappe krant.

Ja, ze vergeten dat er meer mensen wonen, in het land waar wij hun in belonen.

Nu wordt het tijd voor actie, en niet voor een politieke fractie.

Voor een man die verschillende magazijnen op de rij heeft gezet, is het nu uit met de pret.

Politiek altijd gevolgd vanaf de zijlijn, en dit was niet altijd fijn.

Nu wordt het tijd voor en geluid, ik wil het laten horen vol uit.

Politiek stop met zeuren, anders gaat er wat gebeuren.

Oproer in de straat, dat is waar dit heen gaat.

Het wordt tijd voor een reorganisatie van de politiek, want hier is de politiek ziek.

Ziek van de partijen, nog meer om mee te vrijen.

Ziek van het gezeur en het o zo nette gedrag, weten jullie wel dat straks niemand jullie meer mag.

Bij dezen wil ik mijn stem laten horen, en schreeuw het van de toren.

STOP MET OUWEHOEREN EN GA SAMEN WERKEN

Ik hoop ook dat jij met dit gedicht met een open blik eens naar ons systeem gaat kijken en jou stem laat horen.

Tegenwoordig is het super eenvoudig als je een computer hebt, ze zijn allemaal via mail te bereiken.

Als we met zijn allen alle partijen geen één uitgezonderd onze mening laten horen dient men zich toch eens achter de oren te krabben en hebben wij weer een goede zet gezet in onze nieuwe ik en helpen een ander om een nieuwe ik te vinden. Als je lid bent van een politieke partij probeer dan ook eens met een ander visie te kijken en ga er niet blindelings van uit wat ze op het partij congres vertellen ook waar is. De waarheid ligt altijd in het midden dus als we links en rechts en boven en onder in het midden kunnen krijgen en van alles een beetje nemen en ook bereid zijn een beetje te geven dan zal het allemaal een stuk beter worden. Als we met elkaar alle onzin uit de politiek kunnen halen hoeven we ook niet zo veel te betalen want dat zou betekenen dat men geen nutteloze discussies meer hoeft te voeren om dat ik dit denk en niet open sta voor wat anders. Tevens wil ik vragen om binnen je eigen geloofsovertuiging eens na te denken over de toekomst die voor je ligt. Klopt het allemaal nog wat eeuwen geleden op papier is gezet ik heb zoiets als dat nu nog steeds zo is dan waren onze voorouders verder dan ons en hebben we niet veel bijgeleerd. Onze voorouders hadden dan goede ideeën voor de toekomst terwijl het in hun heden is geschreven. Maar hun heden is ons verleden en van ons verleden moeten we leren. Als iedereen nu eens uit het verleden in het heden gaat leven wordt het allemaal toch echt fijner.

Omn u een kijk te geven in mijn nieuwe even het volgende gedicht. Hoe het is om je nieuwe ik te zijn. Ik ben nu iemand die zich inzet voor zijn medemens. Ik kan niet vaak genoeg zeggen dat ik ben veranderd en als ik het kan, kan iedereen het. Ik ga weer naar school toch om in de maatschappij van vandaag een plek te verdienen een plek waar vanuit ik de andere mensen te laten zien dat het tijd wordt voor hun nieuwe ik.

Ik ga met mijn ervaringen de markt op en ga mensen voorlichten over mijn bevindingen en over mijn inzichten. En hoop op deze manier mensen ervan te overtuigen dat het tijd is om uit het verleden te komen en in het heden te gaan leven. Ik wil niet zeggen dat we allemaal het zelfde moeten leven, want dan wordt het saai je afkomst bepaald toch een manier van leven. Maar je moet het wel kunnen opbrengen om elkaar daar in gelijk te laten zijn. Gelijk in wat we doen en hoe we het doen is dan anders.

Maar pak elkaar niets af omdat het eeuwen geleden zo was. Wat was is geweest wat nu is, is belangrijk.

Nieuw

Ervaringen zijn nieuw

Mensen zijn nieuw

Weer naar school is nieuw

Zin hebben is nieuw

Mijn doel is nieuw

Fijn is nieuw

Geluk is nieuw

Verdriet is nieuw

Ik ben nieuw

Jullie hadden het al gehoord

De nieuwe ik is aangeboord

Welkom in mijn nieuwe leven

Waarin we nieuwe avonturen gaan beleven

Het is zeker fijn

Om de nieuwe ik te zijn

Om je te laten zien dat ik weer van alles kan genieten neem ik je mee terug naar niet zo lang geleden. Ik zat te wachten op het begin van de intervisie lekker nog even buiten op het bankje op de Helmerzijde. Toen kwam er een groepje kinderen aan van een jaar of vier zoekend naar de blaadjes en eikels die van de bomen af kwamen vallen de herfst was begonnen en het was zo'n leuk gezicht daarom hier mijn laatste gedicht.

Herfst

Herfst is kinderen in het bos,

ze zoeken naar bladeren en eikels in het mos.

De juf lijkt wel een hoeder,

ze is een lieve vervangende moeder.

Rustig leid ze haar kindjes over het pad,

ze lijkt heel lief ze lijkt een schat.

Verder gaat de leuke stoet,

naar de kastanjes dat is goed.

Met veel geduld naar het volgende plekje mos,

herfst zoeken in het bos.

Ten slotte wil ik je danken dat je de moeite heeft genomen om de reis met mij te ondergaan op zoek naar mijn nieuwe ik.

Ik hoop dat het je aan het denken heeft gezet en dat het een beetje helpt aan een nieuwe wereld.

Een speciale dank wil ik geven aan mijn Sandra en mijn Sam voor hun ondersteuning en het accepteren van mijn moeilijke perioden. En het aanzetten van mijn nieuwe ik.

www.ingramcontent.com/pod-product-compliance
Lightning Source LLC
Chambersburg PA
CBHW060648290526
45793CB00001B/455